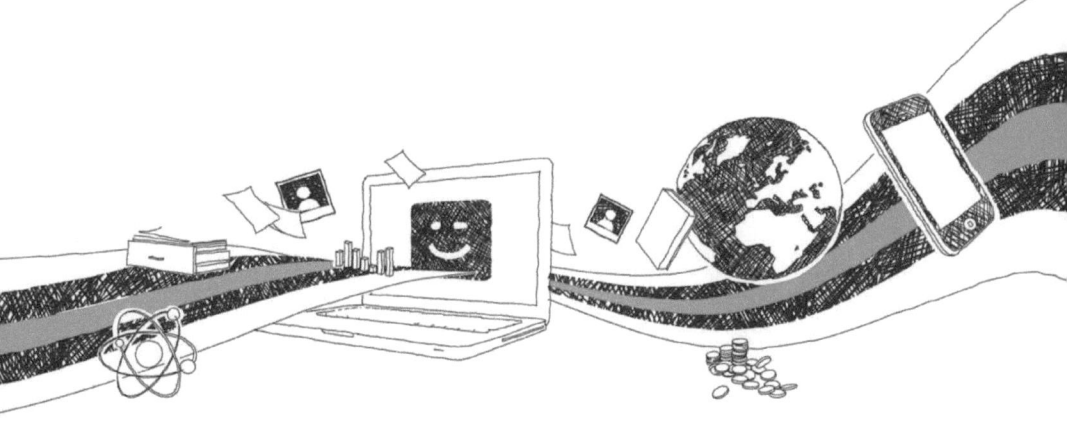
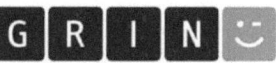

Bibliografische Information der Deutschen Nationalbibliothek:

Die Deutsche Bibliothek verzeichnet diese Publikation in der Deutschen National-bibliografie; detaillierte bibliografische Daten sind im Internet über http://dnb.d-nb.de/ abrufbar.

Impressum:

Copyright © 2019 GRIN Verlag
Druck und Bindung: Books on Demand GmbH, Norderstedt Germany
ISBN: 9783668979116

Dieses Buch bei GRIN:

https://www.grin.com/document/490159

Yannik Voß

Pflegeplanung nach sectio ceasarea anhand des Modells von Fichter & Meier

GRIN Verlag

Hochschule Fulda

Fachbereich Pflege und Gesundheit

Pflegeplanung nach sectio ceasarea anhand des Modells von Fichter & Meier

— im Rahmen eines Praxiseinsatzes im Klinikum Fulda-Fachbereich Gynäkologie (04.03.2019-28.03.2019)

Hausarbeit im Modul P2- Prinzipien pflegerischen Handelns anwenden

Vorgelegt von

Yannik Voß

Fachbereich Pflege & Gesundheit

Fulda, den 15.04.2019

Inhaltsverzeichnis

1.Einleitung

Die postoperative Pflege ist ein immenser Bestandteil der stationären Pflege in deutschen Krankenhäusern. Allein in Deutschland wurden im Jahr 2017 rund 7,1 Millionen Menschen operativ behandelt.[1]

Diese Arbeit handelt von der Planung der postoperativen Pflege. Sie handelt von der Pflege der Mutter nach einer sectio ceasarea, die Pflege des Kindes ist ausgelassen. Da dies den Rahmen der Arbeit sprengen würde

Bei der Pflegeplanung ist es wichtig, dass sie genau geplant ist, sowie von jedem im Pflegeteam nach Planung durchgeführt wird. Denn aus den Folgen defizitärer Pflege können schwerwiegende Krankheitsbilder entstehen. So Beispielsweise der tiefe Beinvenenthrombus. Aus dem beispielsweise ein Myokardinfarkt, ein Hinterwandinfarkt oder eine Lungenembolie entstehen können.

Auch auf Grund dessen, werden kompetente Pflegekräfte benötigt. Operative Eingriffe sind auch Einschnitte in das Leben eines Menschen, auf die jeder unterschiedlich reagiert. Denn jeder Mensch ist individuell und so auch seine Verhaltensweise. Man wird aus seinem gewohnten Umfeld gerissen und mit neuen ungewohnten Situationen konfrontiert. Dies zu kompensieren ist schwierig und gelingt jedem verschieden gut.

Aber auch die Vorbereitung auf einen geplanten, sowie auch ungeplanten operativen Eingriff, muss genauestens geplant und organisiert werden. Um zum einen dem Patienten die Angst zu nehmen und des weiteren um eine bestmögliche Gesundheitsversorgung (individuell auf den Patienten bezogen, wie auch national und international übergreifend) zu gewährleisten.

Diese wissenschaftliche Arbeit beschäftigt sich mit der Frage, wie und ob eine individuell auf den Patienten angepasste postoperative Pflege, zu gestalten ist um die bestmögliche Wirkung zu erzielen. Dies ist im Kommenden anhand eines Fallbeispiels erarbeitet und wissenschaftlichen Vorlagen belegt.

1- (https://www.destatis.de/DE/Presse/Pressemitteilungen/2018/10/PD18_382_231.html).

2. Der Pflegeprozess nach Fichter & Meier

„Um die Pflegequalität gleichbleibend hoch zu halten, muss Pflege als strukturierter durchdachter Prozess gesehen und gestaltet werden."[1]

Verena Fichter und Martha Meier erarbeiteten als erste, 1981 einen Pflegeprozess für den deutschsprachigen Raum. Dieser besteht aus einem 6-Phasenmodell und ist ein, in der Pflege immer wiederkehrender Prozess, den es immer aktuell zu halten gilt.

Fichter und Meier beschreiben den ersten Schritt des Pflegeprozesses in Ihrem Modell, als die Informationssammlung. Diese besteht aus der Fremd- ,sowie Eigenanamnese. Das heißt, es gilt zuvor gesammelte Daten zu erfassen und selbst Daten zu erheben über den Patienten.

Nachdem die Datenerhebung erfolgt ist folgt der nächste Schritt, nämlich die Erkennung von Problemen. Dies geschieht auf Grund der vorher erfolgten Anamnese. Eine Beispielsituation kann sein, dass der Patient auf Grund einer Tetraplegie an einem Selbstversorgungsdefizit leidet.

Der dritte Schritt des Pflegeprozesses nach Fichter und Meier ist das Festlegen von Pflegezielen. Eine mögliche Formulierung so eines Pflegezieles, kann sein: Ziel ist es, dass Herr M. zum Zeitpunkt seiner geplanten Entlassung wieder vollständig mobilisiert ist.

Daraufhin werden im Modell von Fichter und Meier die benötigten Maßnahmen festgelegt, welche es benötigt, um die zuvor festgelegten Pflegeziele zu erreichen.

Bezogen auf das vorher festgelegte Pflegeziel, der vollständigen Mobilisation, kann als Maßnahme genommen werden, den Patienten dreimal täglich aus dem Bett zu den Mahlzeiten zusammen mit einer Pflegekraft zu mobilisieren, bis er es wieder selbstständig kann.

Diese anhand der Ziele der Pflege festgelegten Maßnahmen gilt es nun umzusetzen. Diese Phase des Modells wird von Ihnen als die Durchführung der Pflege beschrieben.

Als letzter Punkt folgt die Evaluation. Dabei muss geschaut werden, ob die Pflegeziele wirksam umgesetzt worden sind. Wenn nicht beginnt der Prozess von neuem.

[1] https://www.thieme.de/de/pflegepaedagogik/10-pflegeprozess-pflegeplanung-67799.htm (04/2019)

3. Sectio ceasarea

Eine sectio ceasarea, oder umgangssprachlich auch Kaiserschnitt genannt, beschreibt einen operativen Eingriff um ein Kind nach einer Schwangerschaft auf die Welt zu holen.

Dieser Eingriff wurde früher nur bei medizinischer Notwendigkeit/Dringlichkeit angewendet. Heutzutage ist eine sectio ceasarea aber auch auf Wunsch möglich und wird.

Man unterscheidet zwischen der primären sectio ceasarea, bei welcher vor Geburtsbeginn schon feststeht, dass sektioniert werden soll und der sekundären sectio ceasarea. Bei der nach Geburtsbeginn eine sectio ceasarea nötig wird auf Grund medizinischer Gründe (bspw. Cervix Insuffizienz).

Eingangs bereitet das Pflegepersonal die Operation vor. Das heißt, die Pflegefachkraft klärt den Patienten auf und rasiert den Operationsbereich. Bevor die Patientin mit gespreizten Beinen auf einen speziellen Operationstisch transferiert wird. Es wird zumeist eine Peridualanästhesie verwendet. Bei dieser wird ein Anästhetikum in den Lumbalbereich, direkt in das Rückenmark gespritzt. Dies sorgt dann für Schmerzunempfindlichkeit. Seltener wird eine Vollnarkose durch ein volatiles Anästhetikum welches intravenös verabreicht wird und somit das Bewusstsein nimmt verwendet. Da dies zu Inkontinenz führen kann. Wird ein transurethraler Katheter gelegt.

Daraufhin, sobald die Wirkung der Anästhesie eingetreten ist, wird die Bauchdecke mit Hilfe eines Skalpells eröffnet mit Hilfe eines sogenannten „Pfannenstiel-Schnitt"[2] eröffnet. Dieser verläuft auf circa 10-12cm am Unterbauch. Danach wird die „Misgav-Ladach-Technik"[3] angewandt. Bei dieser werden die Bauchschichten aufgerissen, anstatt sie aufzuschneiden. Man nennt diesen Vorgang auch sanfter Kaiserschnitt. Nachdem die Bauchdecke eröffnet ist, wird die Harnblase bei Seite geschoben und der Operateur eröffnet die Gebärmutter und holt das Neugeborene auf die Welt. Die Nabelschnur wird durchtrennt und die Bauchschichten werden vernäht.

Danach wird die Patientin auf die Wochenbettstation verlegt um sich von dem Eingriff zu erholen.

2-Psychrembel Klinisches Wörterbuch – S.1229

3- https://www.netdoktor.at/therapie/abla_uf-kaiserschnitt-6788924 (04/2019)

4. Anamnese

Zum Zweck der Datensammlung habe ich die Patientenbefragung als primäre Informationsquelle für die Gewinnung subjektiver Daten verwendet. Da die Patientin nicht verwirrt erschien und vollorientiert war, sowie sehr kooperativ und an Ihrem Genesungsprozess sehr interessiert wirkte. Ist davon auszugehen, dass diese Daten valide sind.

Objektive Daten habe ich durch Untersuchungen und bereits gestellte ärztliche, sowie pflegerische Diagnosen und Anordnungen erhalten. Somit komme ich zu dem Schluss, dass alle Daten als valide anzusehen sind.

Die Patientenbefragung, sowie die weitere subjektive Datensammlung. Sind mit Hilfe der „Universellen Selbstpflegebedürfnisse nach Orem" aufgenommen worden. Das Bewegungsassesment verlief mit Hilfe der Nulldurchgangs-Methodik.

Dabei habe ich folgende Daten erfassen können:

1.1 Allgemeine Daten

Vorname: Natalie

Nachname: Werner

Daten aus Datenschutzrechtlichen Gründen verändert

Alter: 33

Geburtsdatum: 05.02.1986

Geburtsort: Fulda

Geschlecht: Weiblich

Nationalität: Deutsch

Familienstand: Verheiratet

Wohnort: Hünfeld

Beginn des Krankenhausaufenthalts: 16.03.2019

Grund des Krankenhausaufenthalts: Schwangerschaft mit geplanter sectio ceasarea

Beruf: Bürokauffrau

1.2 Diagnosen

Ärztliche Diagnosen:

Gemini-Schwangerschaft (ICD 10- 030.0)[1]

Cervixinsuffizienz – verkürzter Gebärmutterhals (ICD 10- 034.38)[2]

Hypothyreose (ICD 10- E03.1)[3]

1.3 Ärztliche Anordnungen

Dauermedikation:

Clexane 40mg 0-0-1 (subkutane Injektion)

Euthyrox 50mg 1.5-0-0 (oral)

Ferro Sanol 100mg 0-0-1 (oral)

Bedarfsmedikation:

Baldrian 45mg

Ibuprofen 600mg (mindestens 6h zwischen letzter Gabe- max.4 am Tag)

Paracetamol 1000mg (Intravenös in 100ml NaCl-Lösung)

1.4 Selbstpflege nach Orem

Luft – Patientin ist Raucherin, gibt keine Beeinträchtigung an volle Ressourcennutzung. Rauchen laut Patientenaussage zu Schwangerschaftsbeginn aufgehört.

Wasser – Patientin kann nicht selbstständig zu Essensraum um sich Wasser zu holen, Wasser muss bereitgestellt werden. Achtet selbst auf Flüssigkeitshaushalt.
Hauttugor ist gut und Ödeme sind nicht vorhanden.

Ressource der Selbstversorgung mit benötigter Flüssigkeit fehlt, anreichen oder Erinnerung an Trinkverhalten nicht nötig.

Nahrung – Gleich Flüssigkeitshaushalt. Keine Auffälligkeiten. Muss

bereitgestellt werden. Sonst volle RessourcenAusscheidung

Stuhlausscheidung- Patientin kann nicht alleine auf Toilette gehen und klagt über

1- http://www.icd-code.de/suche/icd/code/O30.-.html?sp=Sgemini
2- http://www.icd-code.de/suche/icd/code/N88.-.html?sp=Scervix%20ins
3- http://www.icd-code.de/icd/code/E03.-.html

Opstipationen. Mobilisation zur Toilette nötig. Vorgang der Ausscheidung selbstständig. Ressource nur bedingt vorhanden.

Harnausscheidung- Patientin hat transurethralen Katheter. Urin klar und Menge unauffällig. Muss von Pflegekraft entleert werden. Ressource fehlt.

Hautzustand

Vollständige Ressourcen, keine Auffälligkeiten bei Hautcolorid, Hauttugor, Mundschleimhaut. Kein Dekubitusrisiko, sowie kein Intertrigo.

Hämatome im Bereich der OP-Wunde, am Unterbauch lokalisiert.

Aktivität und Ruhe

Veränderung der Alltagaktivitäten- Durch Immobilität und Schmerzzustand voll eingeschränkt. Patientin gibt an Kraftlos zu sein und Ihre gewohnten Abläufe nicht durchführen zu können, da Sie nicht alleine aus dem Bett aufstehen kann. Bekommt Beistand und Hilfe durch Ihre Familie

Status der Mobilität- Mittels der Nulldurchgangsmethode (Oberkörper)

Bewegung	Bewegungsradius	Normal ( ) / Annormal (x)
Flexion Schulter	160°	
Extension Schulter	35°	
Abduktion Schulter	180°	
Aussenrotation Schulter	55°	
Innenrotation Schulter	T6	
Flexion Ellbogen	155°	
Extension Ellbogen	0°	
Extension Hand	40°	
Flexion Hand	60°	
Ulnarabduktion	30°	
Radialabduktion	25°	
Supination Hand	80°	

Pronation Hand	85°	
Rückwärtsneigung Oberkörper	0°	x
Seitwärtsneigung Oberkörper	0°	x
Rotation Oberkörper	0°	x
Schober-zeichen	0cm	x
Ott-Zeichen	0cm	x

Status der Mobilität- Mittels der Nulldurchgangsmethode (Unterkörper)

Bewegung	Bewegungsradius	Normal ( ) / Annormal (x)
Flexion Hüfte	0°	x
Extension Hüfte	0°	x
Abduktion Hüfte	10°	x
Adduktion Hüfte	0°	x
Aussenrotation Hüfte	0°	x
Innenrotation Hüfte	0°	x
Flexion Knie	0°	x
Extension Knie	0°	x
Beinachse	Varus-Stellung	x
Extension Fuß	30°	
Flexion Fuß	45°	
Pronation Fuß	20°	
Suppination Fuß	60°	

Status der Selbstpflege- Patientin muss in Waschbereich mobilisiert werden. Oberkörper wäscht sie selber. Waschung des Unterkörpers durch Pflegekraft. Intimpflege auch durch Pflegekraft. Hilfestellung bei An- und Auskleiden.

Status der Selbstorganisation- Patientin liest viel im Bett und beschäftigt sich selbstständig.

Status Schlaf und Erholung- Patientin gibt an in der unbekannten Umgebung des Krankenhauses nicht durchzuschlafen, bzw. schwer einschlafen zu können. Sie gibt an, circa 2-3 Mal pro Nacht wach zu werden und nicht wieder richtig einschlafen zu können.

Alleinsein und soziale Interaktion

Im Bereich des Alleinseins und der sozialen Interaktion gibt es keine Einschränkungen, die Ressourcen werden vollständig genutzt. Keine Anzeichen für Postpartale Depressionen.

Ehemann als soziale Stütze und Vertrauensperson. Übernimmt fällige Aufgabe für Patientin.

Soziale Teilhabe bleibt größtenteils bestehen. Da die Patientin viel Besuch erhält. Außerdem hält sie Kontakt zur Außenwelt durch Ihr Mobiltelefon.

Abwendung von Gefahren

Bestehende Infektionsgefahren- Infektionsgefahr besteht durch die OP-Wunde. Patientin ist darüber aufgeklärt und achtet selbstständig darauf, dass die Wunde mit Pflaster bedeckt ist. Ist außerdem darüber aufgeklärt, dass Wunde nach entfernen des Pflasters sauber gehalten werden muss.

Schmerz- Patientin gibt Schmerz an. Auf einer Skala von eins bis zehn. Auf der eins gering ist und zehn unaushaltbar. Gibt sie an, bei sieben zu liegen. Schmerz im Bereich der OP- Wunde lokalisiert. Keine Nachwehen.

Sonst in allen Bereichen der Abwendung von Gefahren alle Ressourcen voll ausgenutzt von Patientin und keine Einschränkungen.

Soziales Umfeld

Keine Einschränkungen. Bekommt viel Besuch. Ist nach eigener Aussage auch sehr glücklich darüber, dass sie besucht wird und Unterstützung durch Familie und Freunde erhält.

5. Pflegediagnosen & Maßnahmen

1.5 Selbstversorgungsdefizit Essen und Trinken[1]

NANDA-Kennzahl: 00102

Definition: „Beeinträchtigte Fähigkeit, Aktivitäten der Nahrungsaufnahme selbstständig auszuführen und abzuschließen"

Faktoren die bei Patientin hinweisen: Schmerz, Immobilität, Schwäche, transurethraler Katheter

Merkmale: Unfähigkeit Nahrung selbst bereitzustellen

Maßnahmen: Erkennen der Faktoren – Schmerz und Immobilität (gilt es zu beheben)

Einschätzung des Ausmaßes – vorrübergehend

Unterstützen des Patienten – Essen und Trinken bereitstellen

1.6 Selbstversorgungsdefizit Körperpflege[2]

NANDA-Kennzahl: 00108

Definition: „Beeinträchtigte Fähigkeit, Aktivitäten des Waschens/ der Körperhygiene selbstständig auszuführen oder abzuschließen."

Faktoren die bei Patientin hinweisen: Schmerz, Immobilität, Schwäche, transurethraler Katheter

Merkmale: Transfer in Waschbereich nicht selbstständig. Waschung des

Intimbereiches und des Unterkörpers nicht selbstständig möglich.

Maßnahmen: Transfer durch Pflegekraft an Waschbecken in Rollstuhl. Unterstützung bei Intim- und Unterkörperwaschung

1- Doenges M. (2014) – S.712-717

2- Doenges M. (2014) – S.712-717

1.7 Selbstversorgungsdefizit Sich- Kleiden[1]

NANDA-Kennzahl: 00109

Definition: „Beeinträchtigte Fähigkeit, Aktivitäten des Kleidens und zur Pflege der äußeren Erscheinung selbstständig auszuführen oder abzuschließen."

Faktoren die bei Patientin hinweisen: Schmerz, Immobilität, Schwäche transurethraler Katheter

Merkmale: Patientin kann sich Unterhose, sowie Hose und Socken nicht selbstständig anziehen.

Maßnahme: Pflegekraft hilft beim An- und Auskleiden.

1.8 Selbstversorgungsdefizit Toilettenbenutzung[2]

NANDA-Kennzahl: 00110

Definition: „Beeinträchtigte Fähigkeit, Aktivitäten im Zusammenhang mit dem Toilettengang selbstständig auszuführen oder abzuschließen."

Faktoren: Schmerz, Immobilität, Schwäche, transurethraler Katheter

Merkmale: Patientin kann sich nicht von Bett zur Toilette transferieren. Benötigt Hilfe beim Hinsetzen auf der Toilette. Aufklärung zur Reinigung der Lochien fehlt.

Maßnahme: Unterstützung durch Pflegekraft. Aufklärung über Reinigung des Intimbereiches bei Lochien. Bzw. Unterstützung bei der Intimwaschung. Leerung des transurethralen Katheters.

1-Doenges M. (2014) – S.712-717
2-Doenges M. (2014) – S.712-717

1.9 Beeinträchtigte Körperliche Mobilität[1]

NANDA- Kennzahl: 00085

Definition: Einschränkung der unabhängigen, zielgerichteten Bewegung des Körpers oder von einer oder mehrerer Extremitäten

Faktoren: Schmerzen, transurethraler Katheter

Merkmale: Patientin kann sich nur innerhalb des Bettes minimal bewegen und Ihre Position wechseln. Mehr Bewegung ist auf Grund des Schmerzzustandes nicht möglich

Maßnahmen: Katheter zu gegebenem Zeitpunkt entfernen. Patientin mobilisieren. Schmerzmanagement

1.10 Beeinträchtigte Transferfähigkeit[2]

NANDA-Kennzahl: 00090

Definition: Einschränkung der unabhängigen Bewegung zwischen zwei nahe gelegenen Oberflächen

Faktoren: Schmerz, transurethraler Katheter

Merkmale: Patientin kann sich nicht aus Bett in Rollstuhl oder von Bett zur Toilette transferieren.

Maßnahmen: Patientin mobilisieren, Katheter entfernen (wenn möglich), Schmerzzustand überwachen und regulieren.

1- Doenges M. (2014). S.500-503

2- Doenges M. (2014). S.807-809

1.11 Akuter Schmerz[1]

NANDA-Kennzahl: 00132

Definition: Unangenehme sensorische und emotionale Erfahrung, die von aktuellen oder potenziellen Gewebeschädigungen herrührt oder als solche Schädigungen beschrieben werden kann.

Faktoren: Verletzungsursachen (in diesem Fall OP-Wunde)

Merkmale: verbale Äußerung, Schonhaltung

Maßnahme: Wundmanagement, Analgetika

1.12 Infektionsgefahr[2]

NANDA-Kennzahl: 00004

Definition: Risiko des Eindringens durch pathogene Organismen

Faktoren: verletzte Haut (OP-Wunde)

Merkmale: Risikopflegediagnose, richtet sich auf Prävention

Maßnahme: Wundmanagement und Aufklärung, sowie Anleitung

1.13 Thromboseprophylaxe

NANDA-Kennzahl: keine Auflistung

Faktoren: Virchow'sche Trias – Veränderung der Gefäßwand, Veränderung der Strömungsgeschwindigkeit, Veränderung der Hyperkoagulabilität

Merkmale: Nikotinabusus, Immobilität, Operation, Schwangerschaft

Maßnahme: Anti-Thrombose-Strümpfe, Heparin (Clexane 40mg subkutan), Mobilisation

1- Doenges M.(2014). S.657-661

2- Doenges M.(2014). S.420-424

6. Pflegeziele

Die kommenden Pflegeziele sind zusammen mit der Patientin erarbeitet worden und in Abstimmung mit Ihr, ist festgelegt worden, dass es Ziel ist diese zu erreichen, bis zur geplanten Entlassung. (16.03.2019-20.03.2019) Die dazu nötigen Maßnahmen sind im vorhergegangenen Kapitel erläutert. Das Erreichen, sowie die detaillierte Durchführung folgen in den kommenden Kapiteln.

1. Wiedererlangen der Möglichkeit der Selbstversorgung

2. Wiedererlagen der vollen Mobilität und Transfermöglichkeit

3. Bedingte Schmerzfreiheit

4. Abwendung des Infektionsrisikos

5. Abwendung einer Thrombose

7. Durchführung der Pflege

Die geplanten Maßnahmen, zur Erreichung der geplanten Ziele wird im kommenden, anhand des Pflegeberichts, sowie der Wunddokumentation dargestellt.

Pflegebericht:

Datum	Zeit	Bericht
16.03.2019	09:30	Eilige sekundäre sectio. Auf Grund vorzeitiger Blasensprung. Geburtszeit: Kind1→ 8:18 Kind2→ 8.19. Verlegung auf Wochenbettstation.
	09:45	Transurethraler Katheter fördert → 1400ml Fördermenge. Urin klar. Venenverweilkatheter reizlos. Antithrombosestrümpfe angepasst.
	13:20	Schmerzhilfe (Bedarfsmedikation) → Ibuprofen 600mg oral
	20:43	Mobilisation von Bett in Rollstuhl. Auf Toilette transferiert. Stuhlgang geleistet. Patientin gibt Kreislaufbeschwerden an. Clexane 40mg verabreicht (Thromboseprophylaxe). Abendessen und Getränke an Bett gereicht.
	22:20	Baldrian 45mg oral gereicht. Gegen Schlafprobleme
17.03.2019	08:00	Transurethraler Katheter entfernt. Dazu Mobilisation in Rollstuhl. Stuhlgang geleistet. Essen und Trinken an Bett gebracht. Patientin klagt weiterhin über Kreislaufbeschwerden. RR & Puls genommen – beides unauffällig. Frühstück und Getränke an Bett gereicht. Lochien blutig und regelstark
	13:00	Mittagessen, sowie Getränke an Bett gereicht
	20:00	Abendessen und Getränke gereicht. Clexane 40mg subkutan verabreicht. Anti-Thrombose-Strümpfe gewechselt. Keine Ödembildung an den Beinen zu erkennen

18.03.2019	08:00	Mobilisation aus Bett. Patientin geht selbstständig zur Toilette und äußert Urinfluss, sowie Stuhlgang. Patientin wäscht sich selbstständig am ganzen Körper. Gibt weiterhin Schmerz an. Paracetamol 1000mg (Intravenös in 100ml NaCl-Lösung) verabreicht. Patientin äußert außerdem weiterhin Kreislaufbeschwerden. RR & Puls unauffällig. Lochien laut Patientin blutig und normal in der Menge. Frühstück und Getränke an Bett gereicht. Lochien blutig und regelstark
	10:00	Patientin äußert auf Grund ihrer Kreislaufprobleme sich nicht zuzutrauen, in den Speisesaal zu gehen.
	12:00	Essen und Trinken an Bett gereicht
	20:00	Clexane 40mg verabreicht. Antithrombosestrümpfe gewechselt.. Abendessen und Getränke an Bett gereicht. Keine Ödembildung an den Beinen zu erkennen
19.03.2019	08:00	Mobilisation. Patientin gibt Kreislaufbeschwerden an. RR und Puls unauffällig. Äußert, dass es mit der Zeit besser wird, wenn sie steht. Bewegt sich wieder frei. Äußert immer noch Schmerz. Paracetamol 1000mg (Intravenös in 100ml NaCl-Lösung) verabreicht. Frühstück und Getränke an Bett gereicht. Lochien blutig und abnehmend
	12:30	Patientin bewegt sich selbstständig in Speisesaal. Äußert mäßiger Schmerz.
	20:00	Clexane 40mg verabreicht. Antithrombosestrümpfe gewechselt. Keine Ödembildung an den Beinen zu erkennen. Urin und Stuhlgang laut Patientin unauffällig und problemlos. Abendessen und Getränke an Bett gereicht.
20.03.2019	08:00	Patientin voll mobil. Gibt mäßigen Schmerz an. Sonst keine Beschwerden. Lochien laut Patientin rot und weniger werdend. Puls und RR unauffällig.
	10:00	Entlassung. Anti-Thrombose-Strümpfe ausgezogen. Clexane 40mg letzte Gabe zu Hause. Anleitung erfolgt. Entlassungspapiere überreicht.

Wunddokumentation:

16.03.2019	20:00	OP-Wunde Bereich im Bereich des Unterbauches. Mit Wund- und Druckverband versorgt. Hämatombildung im Bereich der Wunde
17.03.2019	08:00	Wundpflaster getauscht. Wunde unauffällig. Leichte Blutung. Druckverband entfernt. Hämatome rückläufig
18.03.2019	08:00	Wundverband gewechselt. Keine Blutung. Wunde unauffällig. Hämatome rückläufig
19.03.2019	08:30	Wundverband entfernt. Keine Blutung. Vorlage gereicht zum Schutz der Infektionsgefahr. Hämatome rückläufig
20.03.2019	08:00	Keine Blutung. Wunde unauffällig. Wundschutzmaterial für Zuhause gereicht. Hämatome rückläufig

8. Evaluation

Die folgenden Ziele galt es zu erreichen:

1. *Wiedererlangen der Möglichkeit der Selbstversorgung*

   a. Erreicht zum Zeitpunkt der Entlassung (wie angepeilt)

2. *Wiedererlagen der vollen Mobilität und Transfermöglichkeit*

   a. Erreicht zum Zeitpunkt der Entlassung (wie angepeilt)

3. *Bedingte Schmerzfreiheit*

   a. Erreicht, Anleitung zur weiteren Medikation in häuslicher Umgebung erfolgt.

4. *Abwendung des Infektionsrisikos*

   a. Erreicht, Anleitung zu weiterem Handlungsschema in häuslicher Umgebung erfolgt.

5. *Abwendung einer Thrombose*

   a. Erreicht zum Zeitpunkt der Entlassung (wie angepeilt)

   b. Aufklärung über fortfahrendes Verhalten in häuslicher Umgebung erfolgt.

Somit ist festzustellen, dass die angepeilten Pflegeziele erreicht wurden und die geplante und durchgeführte Pflege somit zielführend ist.

9. Fazit

Aus dieser Hausarbeit geht hervor, dass eine individuell angepasste Pflege in diesem Fall anhand des Pflegeprozesses von Fichter und Meier erarbeitet zielführend ist. Denn die Evaluation der geplanten Pflege ergibt, dass diese zielereichend ist.

So konnte beispielsweise eine Thrombusbildung, sowie eine Infektionsbildung abgewandt werden. Außerdem hat die Patientin Ihre Fähigkeiten zur Selbstversorgung in den Bereichen des Essens und Trinkens, sowie des Kleidens und der Körperpflege und des Toilettenganges wiedererlangen können.

Neben den Körperlichen Defiziten, die es zu beheben galt. War es auch wichtig sozialen Beistand zu leisten. Dies ist dem Pflegeteam gut gelungen. Denn Frau Werner gab zu jeder Zeit Wohlbefinden an. Außerdem bedankte sich Frau Werner recht herzlich bei dem gesamten Pflegeteam, welches sich um Sie gekümmert hat. Für den seelischen Beistand, sowie die laut Ihrer Aussage jederzeit erfüllten Wünsche und optimal durchgeführte Pflege.

Alles in allem ist festzustellen, dass eine individuell erstellte Pflegeplanung zielführend ist und, obwohl es sehr zeitaufwendig ist. Es einen hohen Wert für das Gesundheitssystem, sowie die nationale Gesundheit hat. Denn nur so können Sekundärerkrankungen abgewandt werden und die individuelle, sowie nationale und internationale Gesundheit gestärkt werden.

Literaturverzeichnis

Buch

Doenges.M (2014): Pflegediagnosen und Maßnahmen .5 Auflage, Bern, Verlag Hans Huber

Budnik.B (2009): Pflegeplanung leicht gemacht. 6 Auflage, München, Elsevier Verlag

Hildebrandt.H (1998): Psychrembel Klinisches Wörterbuch. 258 Auflage, Berlin, de Gruyter

Internetquellen:

DocCeck Flexikon: Thrombose. Online im Internet: https://flexikon.doccheck.com/de/Thrombose?utm_source=www.doccheck.flexikon &utm_medium=web&utm_campaign=DC%2BSearch, Entnahme 04/2019

ICD10: Hypothyreose. Online im Internet: http://www.icd-code.de/icd/code/E03.-.html, Entnahme 04/2019

ICD10:Cervix Insuffizienz. Online im Internet: http://www.icd-code.de/suche/icd/code/N88.-.html?sp=Scervix%20ins, Entnahme 04/2019

ICD10: Mehrlingsgeburt. Online im Internet: http://www.icd-code.de/suche/icd/code/O30.-.html?sp=Sgemini, Entnahme 04/2019

Statistisches Bundesamt. Statistik Operationen Deutschland:

(https://www.destatis.de/DE/Presse/Pressemitteilungen/2018/10/PD18_382_231.html). Entnahme 04/2019

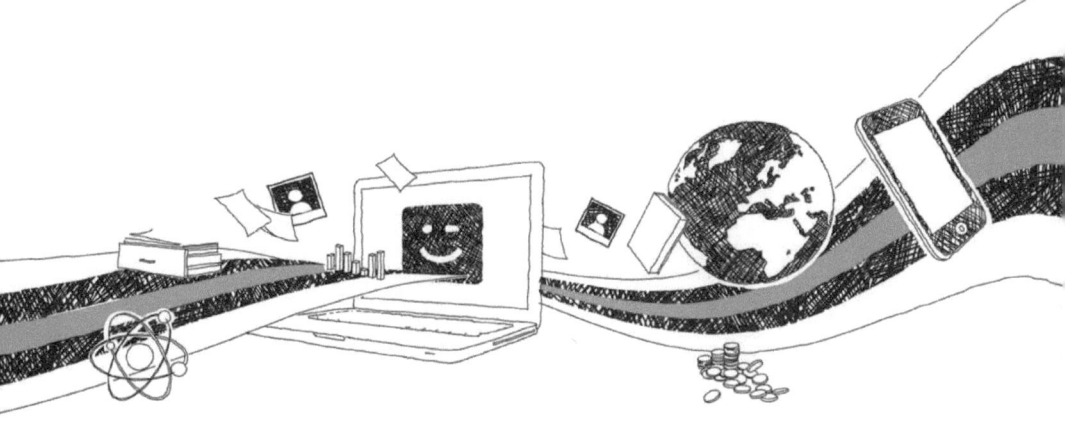
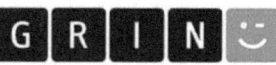